DE LA
MORT SUBITE

DANS LA

FIÈVRE TYPHOÏDE

PAR

Le Dr Georges DIEULAFOY

INTERNE LAURÉAT DES HÔPITAUX DE PARIS

1er INTERNE, 1863. MÉDAILLE D'ARGENT, 1866. MÉDAILLE D'OR, 1868.

MEMBRE DE LA SOCIÉTÉ ANATOMIQUE, ETC.

PARIS

VICTOR MASSON ET FILS,

PLACE DE L'ÉCOLE DE MÉDECINE

1869

DE LA
MORT SUBITE

DANS LA

FIÈVRE THYPHOÏDE

PAR

LE DR GEORGES DIEULAFOY

INTERNE LAURÉAT DES HÔPITAUX DE PARIS

1er INTERNE, 1865. MÉDAILLE D'ARGENT, 1866. MÉDAILLE D'OR, 1868.

MEMBRE DE LA SOCIÉTÉ ANATOMIQUE, ETC.

PARIS

VICTOR MASSON ET FILS,

PLACE DE L'ÉCOLE DE MÉDECINE

—

1869

A MON PÈRE & A MA MÈRE

Profond témoignage d'affection et de reconnaissance.

A LA MÉMOIRE DE MON ONCLE

Paul DIEULAFOY,

PROFESSEUR DE CLINIQUE CHIRURGICALE A L'ÉCOLE DE MÉDECINE DE TOULOUSE.

———

A LA MÉMOIRE DE MON ILLUSTRE MAÎTRE

TROUSSEAU

POFESSEUR DE CLINIQUE MÉDICALE A LA FACULTÉ DE MÉDECINE DE PARIS.

DE LA

MORT SUBITE

DANS LA FIÈVRE TYPHOÏDE

Je choisis pour sujet de ma thèse un petit point de pathologie qui ne me paraît pas avoir été exploré, et qui pourrait peut-être modifier un peu la question du pronostic dans la fièvre typhoïde.

Or, d'une manière générale, on sait quelle importance il faut attacher à cette question si délicate du pronostic dans les maladies ; c'est à tel point qu'Hippocrate, qui nous a laissé un long et intéressant chapitre à ce sujet, ne craint pas de dire : « Le meilleur médecin est celui qui sait connaître d'avance ; pénétrant et exposant au préalable, près des malades, le présent, le passé et l'avenir de leurs maladies, expliquant ce qu'ils omettent, il gagnera leur confiance, et, convaincus de la supériorité de ses lumières, ils n'hésiteront pas à se remettre à ses soins (1). »

C'est encore cette grave question du pronostic que Trousseau soulève dans ses leçons cliniques,

Hippocrate, OEuvres complètes, traduct. Littré. Paris, 1840, t. II, p. 111.

quand il nous parle de ces accidents terribles et inattendus qui peuvent se présenter dans la plus capricieuse des fièvres éruptives, la scarlatine.

Pour ce qui est de la fièvre typhoïde, la mort survenant d'une manière rapide dans le cours de l'affection, n'est pas un fait extrèmement rare ; des hémorrhagies intestinales abondantes, des perfora-tions de l'intestin, et les péritonites suraiguës qui en sont la conséquence, peuvent emporter le malade dans un très-court espace de temps, alors même qu'il s'agit de fièvres typhoïdes, dont la marche avait été si naturelle et les symptômes si bénins, que rien ne laissait présager une aussi funeste terminaison. Ce sont là des exemples de mort rapide qui nous ont appris à compter avec eux, et qui nous rappellent qu'il faut sans cesse se tenir sur la réserve ; ils éclatent parfois brusquement, ils se manifestent par des troubles violents qu'on peut rarement conjurer, et quand nous recherchons les lésions à l'autopsie, nous les trouvons si nettes, et le rapport de cause à effet est si évident, qu'il me paraît inutile d'y insister.

Mais, à côté de ces cas, où nous voyons les malades emportés d'une manière rapide, c'est-à-dire en quelques heures, il en est d'autres où, sans cause connue et sans prodromes, en peu de minutes et même en quelques secondes, dans le courant d'une fièvre typhoïde, le plus souvent au moment de la convalescence, un individu meurt comme foudroyé sous nos yeux, sans qu'il nous soit permis d'intervenir d'une manière efficace, et sans qu'il nous soit possible de retrouver à l'autopsie les causes de cet accident.

C'est ce dernier côté de la question que je désire étudier, c'est L'HISTOIRE DE LA MORT SUBITE DANS LA FIÈVRE TYPHOÏDE que je vais essayer de tracer.

OBSERVATION Iᵉ.

Le 6 du mois d'août 1867, un jeune garçon de quinze ans, ayant toujours habité Paris, arrivait au vingtième jour d'une fièvre typhoïde, dont les symptômes avaient été assez bénins ; rien d'anormal à signaler dans la marche de la maladie ; on n'avait eu à combattre ni accidents nerveux, ni complications d'aucune espèce ; le jeune malade commençait à prendre quelques aliments légers, et le médecin de la famille, ainsi que les deux médecins consultants, qui ce jour-là se trouvaient réunis, pouvaient en toute assurance porter un pronostic favorable.

Ils étaient encore à causer dans le salon, quand la sœur du malade accourt en toute hâte, et ouvre la porte en s'écriant : « Venez vite, mon frère vient d'avoir une attaque. » On la suit sans perdre un instant, on se rend auprès du jeune homme qu'on venait de quitter naguère en si bon état, on arrive, mais trop tard : il était mort.

On se doute de la stupéfaction des médecins et

de la douleur de la famille ; c'est en vain qu'on essaye de lutter contre cet événement dont on ignore la cause ; que s'était-il passé ? Voici en quelques mots ce qui fut raconté : X... causait fort tranquillement après la consultation ; tout à coup, sans se plaindre, sans dire un mot, il se dresse pâle sur son lit, ses bras et ses mains s'agitent convulsivement, quelques convulsions s'emparent aussi de la tête et du tronc, sa sœur effrayée le quitte pour aller chercher du secours, et il meurt dans cet espace de temps, la scène entière n'ayant pas duré cinq minutes.

Cette mort subite me frappa d'autant plus, que je compte la famille de ce jeune homme au nombre de mes meilleures relations, et il fut d'autant plus difficile d'en expliquer la cause que l'autopsie ne fut point pratiquée.

Les faits isolés s'oublient facilement, et cet exemple serait peut-être resté pour moi lettre morte, sans une singulière coïncidence qui allait me mettre en face d'un fait analogue.

OBSERVATION II.

Huit jours après l'accident inattendu que je viens de raconter, le 14 du même mois, étant de garde à l'hôpital Saint-Antoine, où je remplissais les fonctions d'interne dans le service de mon excellent maître M. le Dr Jaccoud, un garçon vint me prier de me rendre au plus vite dans le service de M. Lorain, auprès d'un malade qui, subitement, venait d'être pris d'une attaque.

D'après ce renseignement un peu vague d'un garçon de salle, je pensais, chemin faisant, que j'allais trouver un homme sous le coup d'une hé-morrhagie cérébrale ou d'une attaque d'épilepsie, mais je me trompais fortement ; je compris en en-trant dans la salle qu'il s'y passait un fait grave, et je ne fus pas peu surpris d'apprendre que le ma-lade venait de mourir. Je l'examinai. Le pouls était nul, la bouche entr'ouverte et la face extrêmement pâle ; les pupilles étaient fort dilatées, comme c'est l'habitude dès l'instant de la mort, et les lèvres complétement décolorées : n'ayant pas de thermo-mètre sous la main, la température ne fut pas prise.

L'accident avait été si rapide, que la sœur de la salle en était tout étonnée, et les voisins restaient stupéfaits, pouvant à peine croire à ce qui venait de se passer ; les diverses tentatives employées d'ordi-naire dans les cas de syncope restèrent sans succès ; je demandai des renseignements sur la nature et la cause de l'accident, et voici ce que j'appris.

Cet homme, âgé de 35 ans, était au vingtième jour d'une fièvre typhoïde ; jusqu'alors, tout s'était bien passé ; on n'avait eu à combattre aucun acci-dent sérieux ; la bronchite avait été peu intense, et le dévoiement assez modéré. Le malade, qu'on avait tenu jusqu'à ce moment aux potages, demandait maintenant à manger, et parlait déjà de sa conva-

lescence et de sa sortie prochaine. — Ce jour-là,
c'était un jeudi, sa femme était venue le voir; il
avait causé quelque temps avec elle, et l'avait même
prié de descendre chez le concierge de l hôpital,
afin d'acheter quelques biscuits.

Tout d'un coup, cet homme, sans dire une parole,
sans proférer la moindre plainte, s'assied sur son
lit; les mains, les bras sont agités convulsivement,
c'est en vain qu'on lui parle, il ne répond pas; sa
face pâlit, et pendant qu'un garçon va chercher
l'interne de garde, il retombe mort sur son oreiller.

A ce récit, je reconnais des accidents tout à fait
analogues à ceux qui, huit jours avant, avaient
emporté le jeune X... Séance tenante, je sonde le
cadavre, et quoique la question de l'urémie ne peut
être mise en cause, j'examine l'urine : il n'y avait
aucune trace d'albumine.

Dans ce cas du moins nous avions l'autopsie pour
nous éclairer; elle fut pratiquée trente-quatre heures après la mort, avec le concours de mon col-
lègue M. Ragot; tous les organes furent successi-
vement examinés; mais, à part le volume exagéré
de la rate et l'altération des glandes de Peyer en
voie de cicatrisation, il nous fut impossible de découvrir des lésions ayant pu occasionner cette mort
subite. Le cerveau et le bulbe étaient complétement
sains, et leurs vaisseaux perméables; il n'y avait
d'épanchement d'aucun genre, pas d'hémorrhagie
intestinale, pas de perforation, pas d'embolie pulmonaire, pas de dégénérescence graisseuse du

muscle cardiaque. Cette autopsie, par sa valeur négative, présentait un grand intérêt ; elle nous montrait que les causes de la mort pouvaient être recherchées ailleurs que dans des altérations appréciables, mais elles restaient, jusqu'à nouvel ordre,
inconnues.

OBSERVATION III.

Deux mois ne s'étaient pas écoulés, que je fus
encore témoin d'un troisième fait à peu près analogue. Le 3 du mois d'octobre, une jeune femme,
nouvellement mariée, était soignée à l'hôpital Saint-
Antoine, au n° 4 de la salle Saint-Jean, pour une
fièvre typhoïde dont les symptômes avaient été fort
graves ; l'agitation, le délire avaient été combattus
par le musc, et le dévoiement, qui avait été considérable au début, avait fini peu à peu par s'amender. — On était arrivé à la fin du troisième septénaire, et la malade, dont la convalescence commençait à s'établir, mangeait avec plaisir quelques
bouchées de viande et de pain.

Le 12 du même mois, elle eut, dans la matinée,
quelques instants de délire, bien passagers du reste,
puisque, dans le jour, elle vit sa mère et son mari,
et put causer quelque temps avec eux.

Mais, vers le soir, soudain elle appelle l'infirmière à son secours, elle demande un verre d'eau,
met la main sur sa gorge, comme cherchant à se
débarrasser d'un obstacle qui la gêne, puis devient

extrêmement pâle, et avant qu'on ait eu le temps de mander l'interne de garde, elle s'affaisse et meurt.

C'était le cas de rechercher plus minutieusement encore que précédemment les causes de ce genre d'accidents ; l'autopsie fut faite avec tout le soin que méritait un pareil sujet, mais elle fut aussi stérile en découvertes que celle de l'observation antérieure, et, à part les altérations habituelles de la dothiénentérie, il n'y avait ni dans les centres nerveux, ni dans le cœur, ni dans les vaisseaux, quoi que ce soit d'appréciable.

Toutefois, trois faits analogues venaient par hasard de se présenter presque coup sur coup ; les deux premiers étaient identiques dans tous leurs détails ; de part et d'autre, une fièvre typhoïde de moyenne intensité, même brusquerie dans les accidents convulsifs, même rapidité dans la marche, même terminaison, la cause devait être la même ; restait à savoir quelle était cette cause. Ces observations étaient intéressantes au double point de vue de la gravité du pronostic dans la fièvre typhoïde, et de la recherche des causes de la mort ; je les publiai dans la *Gazette des Hôpitaux* du 19 octobre 1867, et j'exposai le mécanisme qui me paraissait avoir déterminé la mort subite chez ces différents malades : ce n'est pas le moment de soulever ce dernier côté de la question ; je me réserve de le traiter longuement dans la deuxième partie de cette thèse, et je continue l'exposé des faits cliniques.

Observations IV, V.

Trois mois après ce que je viens de raconter, vers
la fin de novembre, deux individus atteints de dothiénentérie, périrent de la même façon, à l'hôpital
de la Charité. — Il ne m'a pas été possible de retrouver leurs observations détaillées, mais voici ce qui
fut publié dans un compte-rendu de la *Gazette des
hôpitaux* (1). « Signalons deux cas de *mort subite*,
survenue pendant la convalescence de fièvres typhoïdes, dans le service de M. Bouillaud. Une seule
autopsie a pu être faite ; elle n'a pas révélé la cause
de la mort. Il n'existait aucune perforation intestinale, aucune embolie ; le sang était diffluent dans
le cœur et dans les vaisseaux principaux ; pas d'autres lésions nulle part, que celles d'une fièvre typhoïde en voie de guérison. » Or, l'autopsie fut
pratiquée par le chef de clinique du service, M. Cor-
nil, qui porte, on le sait, un soin tout particulier
dans les recherches anatomo-pathologiques, et l'on
se trouva, comme par le passé, devant des morts
subites survenues sans cause appréciable, dans la
convalescence d'une dothiénentérie.

Sur ces entrefaites, le *Journal de médecine de Lyon*
publia, dans le numéro du mois de mai 1868, au
sujet des observations que j'avais consignées dans
la *Gazette de Paris,* un article que je reproduis ici :

(1) Trois décembre 1867.

« Cette mort subite n'est pas d'une extrême rareté.
Ceux qui ont suivi la clinique du professeur Teissier
pendant le semestre d'été de 1867, en ont pu observer deux cas : la fièvre typhoïde n'avait pas
été grave, et le malade paraissait toucher à sa convalescence ; dans ces deux cas, comme dans ceux
de M. Dieulafoy, la cause de la mort n'a pu être
saisie. »

Je demandai quelques détails à ce sujet à M. Hum-
bert Mollière, l'un des internes les plus distingués
des hôpitaux de Lyon, et il eut l'extrême obligeance
de rechercher et de m'envoyer les divers documents
qui avaient trait au sujet. Voici d'abord une observation recueillie par M. le Dr Faivre, alors chef
de clinique dans le service de M. le professeur
Rambaud.

OBSERVATION VI.

Une jeune fille âgée de vingt ans, alsacienne de
naissance, et d'une constitution vigoureuse, entra
dans le courant de l'hiver de 1865 à l'Hôtel-Dieu
de Lyon, salle de la clinique médicale ; cette fille
traversait Lyon avec un militaire dont elle était la
maîtresse, quand elle fut prise des symptômes
d'une fièvre typhoïde, qui suivit son cours sans le
moindre accident et sans aucune complication.
La malade arriva sans encombre jusqu'au vingtième jour de sa dothiénentérie, époque à laquelle
la convalescence commença à se dessiner franche-
ment. Ce jour-là, le chef de service, au moment de

la visite du matin, s'approcha du lit de la jeune fille
et fut frappé de sa bonne mine et des couleurs rosées qui commençaient à se montrer sur ses joues.
— Il fit part de son impression aux personnes qui
suivaient la visite, et il demanda à la malade, qui
s'était assise gaîment sur son lit, de vouloir·indi-
quer elle-même ce qu'elle désirerait manger : mais
celle-ci ne répond pas, elle est prise subitement de
mouvements spasmodiques rapides dans la face et
dans les membres, sa figure se décolore, elle se ren-
verse en arrière, et elle meurt en moins d'une minute, en dépit de tous les efforts tentés immédiatement pour la rappeler à la vie.

Les assistants, devant un dénouement aussi inattendu, se regardaient sans comprendre ce qui venait de se passer; on espéra du moins que l'autopsie
viendrait éclairer la question, mais on se trompait.

L'examen anatomique fut pratiqué, et l'on n'en
retira aucun enseignement; car, à part les lésions
habituelles d'une fièvre typhoide bénigne, il fut impossible de découvrir la moindre altération ; les
centres nerveux furent longuement explorés, on
porta la plus grande attention à l'examen des vaisseaux, sans trouver trace d'embolie ; le cœur ne
contenait aucun caillot, dont la nature ou l'aspect
pût donner lieu à une explication plausible ; les
fibres charnues étaient intactes. Les spasmes ultimes ayant semblé frapper sur les voies respiratoires, on examina la glotte, la trachée ; mais l'in-
vestigation la plus minutieuse resta sans résultat.

Observation VII.

Voici encore un fait du même genre survenu dans le service de M. le professeur Teissier.

Un garçon boucher, âgé de 18 ans, nommé Samuel Raymond, entre le 8 juin 1867, dans les salles de la clinique, avec tous les symptômes d'une dothiénentérie; il a 88 pulsations par minute; la céphalalgie est intense, le sommeil fort agité, la stupeur bien marquée, et la diarrhée coïncide avec le gargouillement dans la fosse iliaque.

Le 12. Epistaxis fréquentes, ventre très-ballonné, langue sèche et fendillée, râles sibilants disséminés dans les deux poumons; on ne trouve pas de taches rosées lenticulaires.

Le 13. Pouls à 104, sans dicrotisme; le dévoiement persiste, le malade délire légèrement.

Le 15. Pouls à 104 et dicrote, râles toujours nombreux, subdélirium pendant la nuit; pas de gonflement de la rate; on aperçoit au-dessous de l'ombilic quelques taches rosées lenticulaires. A dater de ce moment, les symptômes s'amendent, le pouls tombe à 96, et le 20 au matin, au moment où l'on examine le malade, on constate une amélioration assez notable; moins de stupeur dans le regard, moins de ballonnement du ventre, les râles diminuent, et le pouls ne s'est pas élevé.

Soudain la scène change; pendant que le chef de service et les assistants étaient à causer autour du lit de ce jeune garçon, discutant la prescription qu'on allait modifier, il pâlit, son visage est agité par de petites convulsions analogues à celles qui caractérisent une attaque d'épilepsie, puis tout cesse ; le pouls et la respiration s'arrêtent, et le malade meurt en moins de temps qu'il n'a été nécessaire pour raconter l'accident.

On rechercha à l'autopsie les causes de cette mort subite ; tous les organes furent examinés avec soin ; on trouva, comme d'habitude l'altération des plaques de Peyer, la congestion de la rate et l'hypertrophie des ganglions mésentériques, mais il fut impossible de découvrir dans le cœur, dans le bulbe ou dans le poumon, les traces d'une dégénérescence, d'une hémorrhagie ou d'une embolie.

C'est à ce dernier cas qu'il est fait allusion dans l'article du journal de Lyon, M. le D\u1d63 Soulier étant témoin de ce qui venait de se passer.

Observation VIII.

Cette observation a été recueillie à l'Hôtel-Dieu de Lyon, dans le service de M. Rambaud, par M. le D\u1d63 Perroud, alors chef de clinique, actuellement chef de service dans le même hôpital.

Joséphine X..., âgée de 25 ans, d'un tempérament lymphatique, et exerçant la profession peu lucrative de raccommodeuse de tulle, entre à l'hôpital, le 15 octobre 1861, dix jours après le début de sa maladie.

La malade se présente avec un cortége de symptômes qui ne permet pas de mettre en doute l'existence d'une fièvre typhoïde : céphalalgie intense, langue sèche, ventre ballonné, gargouillements dans la fosse iliaque droite, taches rosées lenticulaires, pouls à 115. On administre une potion, avec :

Extrait de quinquina....... .   2 grammes
Teintnre de safran ,....... .   20 gouttes.

Le 18 octobre, la malade éprouva un accès de fièvre peu violent, mais bien caractérisé ; on prescrit alors 0 gr. 40 de sulfate de quinine.

La maladie suit son cours les jours suivants sans complications nouvelles ; mais, le 27, deux nouveaux accès de fièvre apparaissent, l'un vers midi, l'autre à deux heures ; on ordonne, comme précédemment, 0 gr. 60 de sulfate de quinine. La journée du 28 se passe bien, et le lendemain 29, c'est-à dire vingt-quatre jours après le début de la maladie, on constate que la fièvre a complétement disparu, le dévoiement a cessé et l'état général est satisfaisant.

Ce même jour la malade reçoit la visite de sa sœur ; elle causait fort tranquillement avec elle, quand soudain elle pousse deux cris, elle a dans les bras quelques mouvements convulsifs, les pouces étant ramenés dans les mains, et la mort survient deux minutes après.

L'autopsie fut complétement négative ; la plupart des plaques de Peyer étaient cicatrisées, la rate vo-

lumineuse et ramollie, les reins congestionnés.
L'utérus était sain ; les plexus pampiniformes étaient
gorgés de sang, le foie était étranglé vers sa base,
ce qui est fréquent chez les femmes qui ont abusé
du corset, mais on ne trouve ni péritonite, ni perforation intestinale ; le cœur était dans un état
parfait, les poumons, le cerveau et les méninges ne
dénotaient rien d'anormal.

OBSERVATION IX.

Une jeune fille âgée de 16 ans, nommée Marie
Jullien, entre le 7 septembre 1865, dans le service
de M. Perroud, salle Saint-Eucher, n° 7.

Le début des symptômes remonte à huit jours
environ ; dès son entrée, la malade se plaint de vertiges et de nausées ; le lendemain survint un vo-
missement, et à partir du troisième jour la diarrhée s'établit. La toux est légère et l'expectoration
peu abondante : il y a çà et là des râles sonores
dans les deux poumons ; mais, comme le ventre
n'est pas ballonné, comme il n'y a ni gargouillement
dans la fosse iliaque ni taches rosées sur l'abdomen, on réserve le diagnostic.

Le 9. Épistaxis abondante, pouls dicrote ; à 96, la
langue est saburrale et rouge, on note l'apparition
de plusieurs taches rosées lenticulaires.

Le 12. Quatre selles diarrhéiques ; nouvelles épistaxis, la stupeur et l'accablement du malade sont
peu marqués.

Le 13. L'abdomen n'est pas ballonné; le dévoiement persiste; on remarque l'apparition de deux nouvelles taches; pouls à 84.

Le 15. La langue, dont l'aspect est meilleur, est humide et dépouillée, la céphalalgie a disparu, mais le dévoiement ne cède pas.

Le 16. Signalons du vertige et des bourdonnements d'oreille, l'auscultation fait percevoir un bruit de souffle dont nous discuterons plus tard la valeur, et dont le maximum se trouve dans le deuxième espace intercostal gauche et au premier temps.

Le 19. Un peu de somnolence; érythème au niveau du sacrum.

Le 20. Pouls à 104. Léger délire pendant la nuit; ventre ballonné, dévoiement persistant.

Le sirop de valériane et la teinture de casto-réum sont prescrits au malade.

Le 21. Accablement sans stupeur; pas de délire, pouls à 116.

Le 24. Délire pendant la nuit; pouls à 126; le souffle cardiaque n'est en rien modifié.

Le 28. Pouls à 126; le ventre est très-ballonné, la nuit a été très-agitée, le dévoiement n'a pas reparu depuis deux jours; le souffle cardiaque conserve son timbre et son intensité.

Le 29. Érythème avec un commencement d'es-chare au sacrum.

Le 30. Subdélirium, et agitation toute la nuit; pouls à 116. Dans la matinée, on note un léger

accès de fièvre et une épistaxis. On ordonne une
potion antipasmodique et un verre d'eau de Sedlitz ;
la journée se passe bien, mais, vers le soir, la malade meurt subitement, sous les yeux de sa voisine,
sans s'être levée ni assise, sans avoir manifesté la
moindre douleur. Dans la journée, elle n'avait
mangé que du potage.

A l'*autopsie*, on trouve de très-nombreuses cica-
trices vers la fin de l'iléon ; les ganglions mésentériques sont engorgés ; la rate est volumineuse et
ramollie ; le foie et les reins ne présentent rien de
particulier ; les méninges paraissent anémiées, et la
substance cérébrale peu consistante. Le cœur est
entièrement sain ; l'endocarde n'est le siége d'aucune
altération ; pas de lésions des valvules, pas de rétré-
cissement des orifices des artères coronaires.

L'histoire de cette malade est intéressante à plusieurs titres : nous la voyons atteinte d'un dothiénentérie, à forme assez grave, il est vrai, mais rien
n'est désespéré dans son état, quand elle meurt subitement, sans que l'autopsie puisse rendre compte
de cette brusque terminaison. De plus, on entend
plusieurs jours de suite, et jusqu'au dernier moment, un bruit de souffle manifeste et bien délimité,
et quand on en recherche la cause, on trouve le cœur
exempt de toute altération. La question de la mort
subite reviendra en son temps, mais je ne veux pas
laisser passer, sans le relever, ce démenti donné à
l'auscultation cardiaque ; c'est une déception qui
deviendra moins fréquente, quand on saura bien

distinguer les bruits anormaux qui se passent à l'intérieur du cœur, de ceux qui ont leur siége à l'extérieur de l'organe. On connaît la vive impulsion qu'ont donnée, au diagnostic des maladies du cœur, les travaux de notre éminent maître M. Bouillaud.

M. le Dr Potain, dont j'ai l'honneur d'être l'interne en ce moment, poursuit depuis longtemps cette étude du diagnostic entre les bruits intra et extra-cardiaques; et par bruit extra-cardiaques, il ne faut pas comprendre seulement certains frottements bâtards, à timbre soufflé, qui siégent dans le péricarde, il faut encore avoir en vue, ces bruits de de souffle bien caractérisés, nettement accusés, qui se manifestent pendant plusieurs jours, pour disparaître à un moment donné, et qui, parfois aussi, persistent indéfiniment. Ces bruits de souffle, qui coïncident le plus souvent avec une absence complète de symptômes morbides cardiaques, semblent suivre les oscillations des phases respiratoires; c'est une affaire de pression, de contact ou de frottement entre le cœur et les poumons, et, quoique les faits ne soient pas encore assez nettement établis pour qu'on puisse les ériger en principe, on peut assurer que le cœur et le poumon, dans certaines circonstances, modifient mutuellement leurs bruits physiologiques et pathologiques respectifs.

Ainsi, quand on ausculte le poumon au-dessous de la région claviculaire, du côté gauche, on entend, dans quelques circonstances, une respiration nettement saccadée, et chacune de ces saccades corres-

pond à une systole cardiaque. Qu'on isole par sa
pensée une seule de ces saccades, et l'on aura la
sensation d'un souffle systollique. C'est par un mécanisme analogue que se produisent certains bruits
de souffle extra-cardiaques ; le siége de leur maximum d'intensité ne coincide souvent avec aucun
des orifices du cœur, ils n'ont aucune tendance à
se propager, ils meurent où ils ont pris naissance.
Il semblerait d'abord, en admettant que le souffle
eût son origine dans une disposition particulière du
poumon à l'égard du cœur, il semblerait, dis-je, que
l'arrêt momentané de la respiration dût supprimer
le bruit de souffle. Mais, en général, il n'en est rien.
Nous assistons quelquefois à d'autres phénomènes,
qui touchent ceux-ci de bien près : les mouvements
du cœur déterminent dans certaines circonstances,
des bruits sonores, des râles, des craquements, alors
même que le malade retient sa respiration ; pourquoi une cause analogue ne produirait-elle pas un
bruit de souffle ? Chose singulière, ce fait n'avait pas
échappé à la merveilleuse sagacité de Laënnec, il est
vrai de dire qu'il se contente de le signaler (1).

Si j'insiste autant sur une question qui n'a rapport que d'une façon bien incidente au sujet de cette
thèse, c'est qu'il est rare de retrouver aussi bien que
dans l'observation X un contraste plus frappant:
d'une part, un bruit de souffle, perçu depuis plusieurs jours et jusqu'au moment de la mort ; et d'au-

(1) Voir à ce sujet la thèse de M. Choyau, mai 1869, Des
Bruits pleuraux et pulmonaires dus aux mouvements du cœur.

tre part un état parfaitement normal du cœur à l'autopsie.

Reprenons, après cette courte digression, l'exposé de notre sujet.

OBSERVATION X.

On reçoit le 30 septembre 1867, dans le service de M. le Dr Perroud, hôpital de la Croix-Rouge, une jeune fille âgée de 17 ans : bien réglée d'habitude et d'une assez bonne constitution, cette malade se plaint depuis huit jours d'une grande faiblesse, accompagnée de pesanteur de tête, avec tendance aux vertiges. La céphalalgie est violente ; il y a eu la veille une épistaxis ; la fièvre est continue, mais sans frisson, et sans exacerbation nocturne ; la toux fréquente est accompagnée d'expectoration ; les douleurs abdominales sont vives, mais non suivies de dévoiement. L'auscultation fait percevoir dans les deux poumons des râles sonores sibilants vers le sommet, et sous-crépitants à la base : l'abdomen est douloureux à la pression, un peu ballonné ; on n'y voit aucune tache rosée lenticulaire.

1er octobre. Gargouillement dans la fosse illiaque droite ; la malade a eu deux selles diarrhéiques ; le pouls est à 128.

Le 2. Prostration sans stupeur, signalons deux épistaxis dans la journée de la veille et deux vomissements bilieux pendant la nuit. Pouls à 130.

Le 3. On aperçoit sur l'abdomen une tache rosée ; la diarrhée persiste ; il n'y a pas eu d'épistaxis.

Le 5. Nouvelles taches ; la malade n'a pas de délire, mais la prostration est grande et l'insomnie complète.

Le 7. Mêmes symptômes, pouls à 130.

Le 9. Epistaxis abondantes ; l'insomnie et le dévoiement continuent.

Le 10. On signale un peu de surdité ; les râles sibilants et sous-crépitants sont toujours nombreux dans les deux poumons ; il n'y a rien d'anormal du côté du cœur ; le volume du foie et de la rate ne présente aucun accroissement.

Le 12. Pouls à 138 ; la surdité continue ; la malade est comme indifférente à ce qui se passe autour d'elle ; elle a eu pendant la nuit beaucoup de délire.

Le 15. Pouls à 116 ; la langue est fendillée et noirâtre, la face pâle et la peau sèche ; encore une épistaxis.

Le 17. La nuit a été un peu meilleure ; la stupeur paraît moins grande, mais il y a eu trois selles diarrhéiques depuis la veille.

Le 18. La malade, dans la matinée, se lève pour aller à la garde-robe, puis elle dit quelques mots à ses voisines et meurt subitement dans son lit, sans que rien pût faire présager cette brusque terminaison.

A cause de l'opposition faite par la famille, l'autopsie n'a pu être pratiquée.

OBSERVATION XI.

M. le Dr Jeannin vient d'observer tout récemment, à Montereau-les-Mines, dans le département de

Saône-et-Loire, un fait qu'il a eu l'obligeance de me faire connaître.

Il s'agit d'une petite fille âgée de 10 ans, d'une intelligence assez vive, d'un tempérament lymphatique, d'un caractère doux, mais impressionnable. La mère de cette enfant, femme nerveuse et hystésique, a mis au monde trois garçons, dont le plus âgé n'a que 11 ans, et tous, dans leur première enfance, ont été sujets à de violentes convulsions; la jeune fille, seule, n'a pas été atteinte d'éclampsie.

Le 4 du mois de février 1869, cette enfant se plaint de céphalalgie, de douleurs dans la région lombaire; elle est inquiète, et tombe facilement dans la somnolence; la peau est sèche et chaude, le pouls à 115, et l'abdomen présente au toucher une sensibilité exagérée. Au dire des parents, cet état remonte à huit jours environ, la langue est saburrale, la constipation opiniâtre; on prescrit comme médication un lavement avec 20 grammes d'huile de ricin.

6 février. Le mal de tête est toujours violent et accompagné d'un léger délire, la douleur de ventre semble se localiser dans la fosse iliaque droite, il est facile de déterminer des gargouillements en ce point, le pouls, dicrote, est à 120.

8 février. Depuis l'administration du lavement purgatif, les fonctions digestives sont régularisées.

12 février. Les pupilles sont extrêmement dilatées, et l'on s'aperçoit qu'il est survenu un léger strabisme interne de l'œil gauche; la langue est sèche, rouge, et fendillée, le ventre, légèrement

ballonné, est couvert d'un assez grand nombre de taches rosées lenticulaires ; un nouveau symptôme apparaît : c'est la dysphagie ; enfin, la diarrhée commence à se montrer. Dans la soirée, les parents observent, à un moment donné, une violente agitation, brusque et passagère. mais leurs renseignements peu précis ne permettent pas de spécifier la nature de l'attaque.

Le lendemain 13, l'état de la petite malade a subi une amélioration notable ; la fièvre est moindre, la coloration du visage est naturelle, les taches rosées lenticulaires semblent pâlir, la diarrhée est fort modérée.

Le 14. A sept heures du matin, la garde-malade s'aperçoit que, tout d'un coup, les membres de la jeune fille s'agitent convulsivement, le visage est pâle et décomposé. la respiration est suspendue pendant un instant, puis surviennent plusieurs ronflements suivis de sommeil : on prescrit contre ces accidents une potion antispasmodique.

15 février. La nuit a été mauvaise, et la dysphagie est telle que l'enfant ne veut entendre parler d'aucune espèce d'aliments ; chaque fois qu'on essaye d'introduire dans sa bouche une cuillerée de potage, elle est prise d'accès de toux spasmodique, et les aliments sont rejetés ; ce n'est qu'avec la plus grande difficulté qu'on parvient à lui faire avaler peu à peu un demi-verre de lait, et quelques grammes de vin de quinquina. La journée se passe bien, et le soir la malade boit une tasse de bouillon : dès

ce moment on peut constater une amélioration sensible; le ventre devient souple, et les taches disparaissent; le strabisme de l'œil gauche n'existe plus; il n'est plus question de dysphagie, et le 16, après avoir passé une bonne nuit, elle prend un potage, et mange la moitié d'une aile de pigeon. Rien de nouveau ne survient dans la première partie de la journée, les aliments du matin ont été très-bien supportés; les parents entrevoient déjà la guérison de leur enfant, quand soudain, vers deux heures, elle est prise d'une attaque convulsive, analogue à celle du 12; puis, dans la nuit, les symptômes, qui avaient disparu, se montrent de nouveau; dysphagie, strabisme de l'œil gauche, soubresauts des tendons, en un mot, tout le cortége des troubles nerveux reparaît à la fois.

Le 18. A huit heures du matin, le médecin trouve l'enfant plongée dans un sommeil lourd et profond, les lèvres sont peu colorées, le pouls est petit et serré; tout d'un coup, pendant l'examen de la malade, le bras droit est le siége d'une secousse, la face pâlit, la respiration s'arrête, les pupilles sont dilatées, et des convulsions surviennent dans les membres avec prédominance du côté droit.

Deux attaques analogues éclatent encore dans la journée du 18; on constate vers le soir, sur le cou et sur la poitrine, une éruption extrêmement abondante de miliaire pellucide. Durant la nuit, l'enfant repose plusieurs heures, à différents intervalles; le 19 au matin, à six heures, elle prend un peu de potage, mais vers sept heures et un quart une première attaque se déclare, suivie d'une seconde, puis d'une troisième; soudain les convulsions cessent, la respiration s'arrête; il n'y a plus de pouls, l'enfant est morte.

Observation XII.

Voici trois observations que je dois à l'obligeance de M. le D' Bouloumié, médecin-major à l'hôpital militaire de Toulouse :

Pendant l'épidémie de fièvre typhoïde, qui vient de sévir à Toulouse vers la fin de l'année 1868, le nommé Mayer cannonier au 18ᵉ d'artillerie, entra à l'hôpital militaire pour une dothiénentérie qui ne présenta d'abord aucun symptôme alarmant.

Le 10 du mois de septembre, vers trois heures et demie, le malade fut pris brusquement de mouvements convulsifs de la face, accompagnés de plaintes inarticulées; et cet état, qui se prolongea quelques secondes, fut bientôt suivi de perte de connaissance, avec pâleur, immobilité du visage et suspension de la respiration : c'était une mort apparente. Des frictions énergiques furent pratiquées sur le tronc et les membres, et après deux minutes d'insensibilité absolue la respiration se rétablit peu à peu et la face se colora légèrement.

Le médecin de garde, qu'on avait mandé, trouva le malade dans le décubitus dorsal et poussant des cris plaintifs; tous les muscles du visage étaient en mouvement; la bouche se fermait et s'ouvrait alternativement, les pupilles dilatées étaient insensibles à la lumière, les membres étaient agités par de petites convulsions, et au milieu de cette scène, ce pouls restait calme, sans dépasser 75 pulsations par minute. Le malade fut couvert de synapismes, prit une potion éthérée, et ne recouvra connaissance qu'un quart d'heure environ après le début des accidents; toutefois, la parole etait lente, la langue sèche, et la prostration ressemblait assez à celle qui suit une attaque d'épilepsie. Le soir, vers six heures, c'était au moment de la contre-visite, cet homme demande à boire, mais à peine a-t-il porté son verre à la bouche, qu'il est pris de convulsions dans les muscles du visage; il pâlit, le pouls devient insensible, la respiration s'arrête, et il meurt.

Ces accidents furent extrêmement rapides; c'est en vain qu'on pratiqua la respiration artificielle et des frictions stimulantes; rien ne put rappeler à la vie cet homme qui venait d'être comme foudroyé. Voici ce qu'apprit l'autopsie : l'intestin grêle présentait dans sa dernière portion quelques ulcérations peu étendues des plaques de Peyer, à diverses périodes d'évolution; les plus élevées étaient en voie de cicatrisation. Il y avait, au niveau de la valvule iléo-cæcale, deux lombrics d'un volume assez considérable. Le cerveau ne présentait qu'un peu de congestion vers ses lobes antérieurs; sur les lobes postérieurs; à la base de l'encéphale, au niveau du bulbe, rien d'appréciable.

Le péritoine était sain ; il n'existait ni perforations, ni maladie du cœur, ni embolie ; c'était encore une autopsie négative , au point de vue des lésions capables de donner la mort ; mais elle portait avec elle un détail très-important, à savoir la présence de vers lombrics dans l'intestin. Ce détail nous sera d'une grande utilité au moment où nous discuterons les causes de la mort.

Observation XIII.

Un garçon, petit et vigoureux, le nommé Vivez, fusilier au 72ᵉ régiment de ligne, entre le 7 du mois de novembre, dans le même hôpital militaire pour une fièvre typhoïde, dont l'invasion remonte à six jours ; c'était un de ces exemples de dothiénentérie légère et bénigne, que quelques médecins appellent une fièvre muqueuse, et qui ne demandent en général d'autres secours que ceux de l'homœopathie.

Le malade avait franchi le troisième septénaire, lorsque le 24, dans la soirée, il est pris, sans cause connue, de quelques mouvements convulsifs, suivis immédiatement d'une syncope, qui fit d'abord supposer qu'il était mort, car elle ne dura pas moins de six minutes. Cependant, grâce aux soins immédiats, dont il fut entouré, le malade revint à la vie. Mais le lendemain matin, pendant que les médecins faisaient la visite, cet homme est pris de nouveau de quelques mouvements convulsifs suivis d'un état syncopal qui fut encore plus effrayant que celui de

la veille, puisqu'il se prolongea près de huit minutes ; toutefois ce second accident fut conjuré
comme le premier, et la maladie marcha rapidement
vers la convalescence : cette amélioration ne fut pas
de longue durée ; car le 27 au soir, ce pauvre garçon,
sans cause appréciable et sans prodromes, tombe en
syncope et meurt.

L'autopsie fut pratiquée. Du côté de l'abdomen,
engorgement des ganglions mésentériques, légère
hypertrophie de la rate, foie normal ; les ulcérations
intestinales sont peu nombreuses et à peu près
cicatrisées ; le poumon et le cœur ne présentent
rien d'anormal ; les centres nerveux sont entièrement sains, à l'exception des lobes antérieurs qui
sont le siége d'une congestion assez intense.

OBSERVATION XIV.

Pendant la même épidémie, on eut encore à signaler un autre cas, sur lequel je n'ai pu me procu-
rer que quelques documents ; il s'agit d'un jeune
homme entré à l'hôpital pour une dothiénentérie de
moyenne intensité. Rien de grave ne se présente ;
les symptômes et la marche de la maladie sont nor-
maux ; mais, vers la fin du troisième septénaire, le
malade est pris tout d'un coup de quelques mouvements convulsifs, et quand l'infirmier s'approche
de lui il le trouve mort.

L'examen anatomique ne fit découvrir aucune lésion, autre que celles d'une fièvre typhoïde ordi-

naire, arrivée à la fin du troisième septenaire, il y
avait un lombric à la fin de l'intestin grêle.

Quand on lit ces quatorze observations de mort
subite dans la fièvre typhoïde, survenue pour la
plupart dans des circonstances tellement analogues,
qu'elles sont comme calquées les unes sur les
autres, et quand on songe qu'elles ont été recueil-
lies dans un espace de temps très-limité, on est forcé
de convenir que ce mode de terminaison, dans la
dothiénentérie, n'est pas un fait extrèmement rare.
Mais, s'il en est ainsi, pourquoi n'en est-il pas fait
mention dans les auteurs classiques? Que l'on con-
sulte à ce sujet les ouvrages de pathologie publiés
en France, et nulle part il n'est fait allusion au
genre de mort que je viens de signaler.

Il en existe cependant des exemples, mais à titre
de faits isolés, et auxquels on n'avait pas pris garde;
voici, par exemple, deux observations consignées
dans les ouvrages de Chomel et d'Andral; en les
rapprochant de celles que je viens de rapporter, on
est étonné non-seulement de leur analogie, mais
encore de leur identité.

Observation XV.

Je copie textuellement la quatrième observation de Chomel (1).

« Boulanger, maçon, âgé de 27 ans, habitant Paris depuis cinq ans, d'une bonne constitution, éprouve le 22 février, sans cause appréciable, un frisson suivi de douleurs à la région épigastrique avec des nausées, des vomissements, inappétence complète, soif vive, céphalalgie, deux épistaxis et dévoiement; il reste quelques jours sans traitement et est couché le 28 février salle Sainte-Madeleine, n° 32.

Le huitième jour de la maladie, prostration sans stupeur, lèvres rouges et sèches, langue rouge, sè·che et couverte d'un léger enduit muqueux; chaleur sèche à la peau; pouls fréquent; deux selles liquides dans les vingt-quatre heures; toux assez fréquente, respiration normale par toute la poitrine, mais avec râle sibilant en arrière. Abdomen légèrement météorisé, indolent à la pression, avec quelques taches rosées lenticulaires.—Saignée de 12 onces, petit-lait, lavements émollients.

Le neuvième jour, le malade dit ne plus souffrir du tout, cependant la chaleur de la peau reste âcre; le sommeil est agité et pénible ; les traits du visage sont altérés ; la langue sèche est couverte d'un enduit blanchâtre; le pouls fréquent.

Le dixième jour, stupeur et prostration très-pro-

(1) Chomel, De la fièvre typhoïde, 4ᵉ obs., p. 90.

noncées ; il y a eu une épistaxis et six selles liquides; pouls intermittent, langue sèche et gercée :
insomnie. A deux heures de l'après-midi, sans que
rien ne pût préjuger une terminaison aussi rapide,
le malade est pris tout à coup de convulsions géné-
rales ; on se porte vers son lit, il était déjà mort.

Autopsie faite quarante-trois heures après la mort.

Habitude générale. Face naturelle, embonpoint
médiocre.

Crâne. — Le cerveau et ses membranes n'offrent
rien d'anormal.

Poitrine.—Les poumons sont parfaitement sains ;
le cœur, de volume ordinaire, ne contient que du
sang liquide.

Abdomen. — L'œsophage est sain ; la muqueuse
de l'estomac est rouge, épaisse et peu ramollie sur
presque toute son étendue. Lo duodénum et le jéju-
num paraissent sains, mais à la fin de ce dernier
on voit apparaître quelques plaques gaufrées, ron-
des et ulcérées sur presque toute leur surface ; la
muqueuse qui les entoure ne paraît pas altérée ;
puis à mesure que l'on s'avance vers le cæcum, on voit
les plaques qui étaient d'abord fort éloignées se rap-
procher, augmenter de largeur et les ulcératitions
diminuer, puis disparaître. Les sept ou huit pre-
mières sont seules ulcérées, les suivantes en offrent
encore quelques traces, mais ensuite elles sont
très-saillantes, larges, blanches, offrant un rebord
qui s'avance sous forme de crête et déborde tout
autour ; la muqueuse qui les recouvre et celle qui

les entoure n'offre aucune altération notable dans
son épaisseur, sa résistance et sa coloration. Dans
les deux premiers pieds de l'iléum, follicules isolés,
engorgés, blancs comme les plaques elles-mêmes,
non ulcérés et qui augmentent de volume et de
nombre à mesure que l'on avance vers le cæcum.
Les gros intestins n'offrent aucune altération notable. Les ganglions mésentériques sont gros comme
de grosses noisettes et ramollis ; à l'intérieur ils con-
tiennent un peu de pus. La rate a bien deux fois
son volume ordinaire. Le foie et les autres organes
ne présentent rien d'anormal.

Cette observation nous offre un état particulier
de l'estomac sur lequel nous voulons arrêter d'abord
pendant quelques instants votre attention : c'est la
réunion des trois circonstances anatomiques consi-
dérées généralement comme caractérisant l'inflammation des muqueuses, savoir : la rougeur, le ramollissement et l'épaississement ; car si la rougeur
seule de la muqueuse gastrique peut dépendre d'une
congestion passive qu'il est très-difficile, pour ne pas
dire impossible de distinguer de la rougeur inflammatoire ; si le ramollissement de la muqueuse est
attribué par quelques patogistes à des causes
autres que l'inflammation, tous sont d'accord pour
considérer les trois altérations qu'elle nous a offertes
chez ce sujet, savoir : la rougeur, le ramollissement
général et l'épaississement, comme l'expression anatomique de son état inflammatoire. »

Cette observation était certainement assez étrange
pour attirer l'attention de Chomel ; voilà un malade,
qui, dans le cours d'une fièvre typhoïde bénigne,
meurt subitement, sans cause apparente, au milieu
de quelques convulsions ; et cependant, ce fait inso-
lite et curieux passe inaperçu ; Chomel n'en parle
même pas dans les considérations dont il fait suivre
cette observation ; il était bien autrement préoccupé
de l'état inflammatoire de la muqueuse stomacale
qui dominait en ce temps-là toute la pathologie, et
l'on voit avec quelle complaisance il décrit les
nuances, les rougeurs, les ramollissements et les
épaississements de la trop fameuse muqueuse gastrique. Voilà l'influence de Broussais : un homme
entraînait dans ses errements illustres toute une
géneration ; exclusif et absolu, il devint chef d'école
et fit des apôtres ; éclectique et sage, il fût peut-être
resté ignoré.

Andral, dans ses leçons cliniques sur les maladies
de l'abdomen, cite un exemple de mort subite, au
quatrième jour d'une fièvre typhoïde peu grave, et
au moment d'une amélioration sensible :

Voici l'observation dans tous ses détails (1) :

Observation XVI.

« Un tailleur, âgé de 19 ans, à Paris depuis six
semaines, ressent, le 8 décembre, sans cause
connue, un violent frisson, suivi d'une forte chaleur

____

(1) Andral, Clinique médicale, 11ᵉ obs., p. 63.

sans sueur. Les jours suivants, il éprouve une chaleur continuelle, de la céphalalgie, un grand abat-
tement physique et moral; il a du dégoût pour les
aliments et ne va pas à la selle. Entré à la Charité
le 25, il présenta tous les caractères d'une fièvre dite
bilieuse (*deux grains d'émétique furent administrés*). Le
malade ne vomit pas, et alla plusieurs fois à la
selle. Dans la nuit il sua abondamment. Cependant,
le lendemain 26, la fièvre persistait; la langue
était rouge. Jusqu'au 31, l'état du malade resta
à peu près le même. Il avait du dévoiement; il
suait chaque nuit; il ne prit que des tisanes
adoucissantes. Dans la nuit du 30 au 31 (quator-
zième jour), il eut une épitaxis abondante, et en
même temps tous les autres symptômes s'amendè-
rent. Cette hémorrhagie pouvait être raisonnable-
ment regardée comme un mouvement critique.
Dans la journée, le malade se trouva assez bien; la
fièvre était très-modérée. Vers midi il se leva pour
aller à la selle; à peine était-il remonté dans son
lit qu'il cessa tout à coup de respirer et de vivre.

Ouverture du cadavre. Le cadavre, ouvert le lendemain, ne nous présenta aucune lésion qui pût rendre
raison d'une mort aussi prompte. Le cerveau et la
moelle épinière, attentivement examinés, furent
trouvés dans leur état naturel; le cœur avait
les proportions qui constituent son état physiologique, un peu de sang noir liquide remplissait ses
cavités; l'aorte et les autres gros vaisseaux étaient
sains; les poumons, parfaitement crépitants, présen-

taient à peine un léger engouement à leur partie
postérieure; le sommet du poumon droit contenait
cinq ou six gros tubercules crus sans hépatisation
autour d'eux. Aucun corps étranger n'existait dans
le larynx ni la trachée. La face interne de l'estomac
était, dans toute son étendue d'un blanc légèrement
rosé. Détachée des tissus subjacents, la muqueuse
était d'épaisseur et de consistance naturelles. Dans
l'étendue de quelques travers de doigt au-dessus
du cæcum, la muqueuse, de l'intestin grêle présentait sept ou huit ulcérations avec légère rougeur autour d'elles; le cæcum était rouge, le reste
du gros intestin était blanc.

Quelle fut maintenant la cause de la mort subite,
imprévue de ce malade? L'anatomie resta impuissante pour répondre à cette question.

Parmi les cas de mort subite, que ne peut expliquer aucune lésion appréciable, le suivant nous
paraît être un des plus remarquables :

Un garçon de quatre à cinq ans, entré à l'hôpital
des Enfants, ayant la teigne depuis quelques mois,
fut atteint d'un catarrhe pulmonaire et de diarrhée.
Cette double maladie céda en peu de temps aux
moyens adoucissants. L'enfant toussait encore un
peu, il n'avait plus de dévoiement; il se levait et se
promenait chaque jour. Le 23 août 1821, il était gai
comme à l'ordinaire; il se lève, va à la selle puis
se place sur une chaise, disant qu'il va dormir. On
croit qu'il dort en effet. Sept à huit minutes après
il avait cessé de vivre.

On ne trouva aucune lésion appréciable dans le cerveau et ses dépendances ; les poumons, d'un blanc grisâtre et parfaitement crépitants, n'étaient pas même engoués à leur partie postérieure : le cœur était intact, ainsi que les gros vaisseaux qui en partent ou qui s'y rendent ; il ne contenait point de concrétion polypeuse. Le larynx et la trachée étaient sains. La surface interne de l'estomac présentait une couleur blanche, légèrement rosée, avec quelques petites plaques rouges d'espace en espace ; le reste du canal digestif était généralement blanc, injecté par intervalles ; les autres organes étaient sains.

Le cœur, dans les cas de ce genre, cesse-t-il tout a coup de battre ? Ainsi meurent instantanément les individus frappés d'une forte commotion électrique, les animaux empoisonnés par l'acide hydrocyanique, etc.

Quoi qu'il en soit, les observations de ce genre doivent nous rendre bien circonspects pour prononcer si telle lésion observée dans un cadavre doit être réellement considérée comme la cause de la maladie et de la mort. D'un autre côté, l'ouverture des corps découvre quelquefois, dans les organes les plus importants à la vie, des altérations considérables qu'aucun symptôme n'avait annoncées. Combien n'est pas difficile la tâche de celui qui cherche à soulever un coin du voile dont la nature enveloppe ses œuvres, soit qu'elle tende à créer, à conserver ou à détruire. »

Andral est frappé de cette mort subite qu'il ne sait comment expliquer ; il se rappelle à cette occasion une terminaison analogue survenue chez un enfant atteint de diarrhée, il espère être éclairé par l'autopsie, il cherche, et il ne trouve pas.

En résumé, nous venons de signaler un certain nombre d'observations rigoureuses, détaillées, et concluantes ; mais que de fois ce genre de mort a dû survenir sans qu'il en ait été fait mention ; que de médecins, cherchant dans leurs souvenirs, pourraient en retrouver des exemples, qui ne sont sans doute que des faits du même genre, témoin cette autre observation d'Andral (1) : « Le malade pouvait se placer sur son séant, facilement et avec agilité ; nous le vîmes manger avec appétit deux petits biscuits. Pendant la journée, son état resta le même ; à notre grand étonnement, il mourut pendant la nuit. »

A l'étranger, ce mode de terminaison dans la dothiénentérie, est un fait qui n'est pas resté inconnu. Wunderlich n'en dit qu'un mot :

« La mort survient quelquefois subitement dans la fièvre typhoïde (2) ; » mais Griesinger, dans son traité des maladies infectieuses, entre plus profondément dans la question : « Des morts subites et tout à fait inattendues chez des malades qui, un moment auparavant, venaient de parler, et se sen-

(1) Loc. cit., 12e obs., p, 69.
(2) Pathologie und therapie.

taient assez bien, s'observent rarement ; elles ont lieu le plus souvent dans la seconde période et de préférence chez des femmes anémiques, quelquefois au milieu de convulsions. Dans ces circonstances, on ne trouve sur le cadavre qu'un peu d'œdème pulmonaire aigu, ou même absolument rien qui puisse expliquer la mort rapide ; des observations certaines ont montré, du reste, que beaucoup de ces cas de mort tiennent à des oblitérations de l'artère pulmonaire par des coagulations sanguines détachées des parois veineuses (1). »

J'ai achevé l'exposé des faits cliniques, nous sommes suffisamment édifiés sur la mort subite dans la fièvre typhoïde ; il s'agirait maintenant d'en rechercher les causes et le mécanisme, de savoir quelle valeur il faut attacher aux convulsions ultimes dans ce genre d'accidents, et quel enseignement le médecin peut retirer de ces différentes notions, au point de vue du pronostic et du traitement.

Des causes de la mort subite dans la dothiénentérie.

Nous avons ici deux problèmes à résoudre : en premier lieu, quel a été le point de départ des accidents mortels ; en second lieu, la mort est-elle due à des troubles fortuits, n'ayant avec la fièvre ty-

(1) Traité des maladies infectieuses, par Griesinger ; traduction Lemattre, p. 303.

phoïde aucun rapport, ou bien, faut-il la regarder comme une conséquence immédiate de la maladie elle-même ?

En jetant un coup d'œil sur nos observations, on rencontre, dans la plupart d'entre elles, des analogies surprenantes : on est frappé de voir la mort survenir le plus souvent au moment de la convalescence. La jeune fille dont parle M. Faivre était arrivée au vingtième jour, et, c'est pendant qu'on la félicite sur sa bonne mine qu'elle meurt. Le malade qui se trouvait dans le service de M. Teissier, succomba au moment où l'amélioration commençait à se manifester. Dans l'observation recueillie par M. le Dr Rambaud, il est dit que la mort survint à une époque où l'état général devenait plus satisfaisant. Dans le service de M. Bouillaud, c'est au moment de la convalescence qu'a lieu la terminaison funeste; enfin les trois malades dont je rapporte les observations meurent tous au vingtième jour, et deux d'entre eux dans un état tellement satisfaisant qu'on avait considéré la fièvre typhoïde comme à peu près terminée. Qu'on veuille voir dans ces faits une affaire de coïncidence, peu importe ; il n'en est pas moins essentiel de les mettre en relief.

Nous trouvons en second lieu, chez presque tous nos malades, un symptôme commun, c'est l'état convulsif qui a précédé ou accompagné la mort; tantôt la face seule est le siége de mouvements épileptiformes (obs. 7), le plus souvent les convulsions s'emparent de la figure, des membres supérieurs, ou d'une moitié du tronc (obs. 1, 2, 6, 8, 14, 15); dans trois cas, la mort, au lieu de coïncider avec la première attaque convulsive, est précédée de plusieurs accè savec syncopes plus ou moins prolongées. (Obs. 11, 12, 13.)

Presque toujours la mort a été brusque, soudaine, sans douleur, sans agonie; elle est survenue dans l'espace de quelques minutes, et même de quelques secondes.

Enfin les autopsies, pratiquées douze fois, ont *toujours* été négatives, et à part les altérations d'une fièvre typhoide en voie de convalescence, on n'a jamais rien trouvé du côté des centres nerveux, des vaisseaux pulmonaires ou de l'intestin, pour expliquer cette mort foudroyante. Dans deux cas seulement, il y avait des lombrics dans la dernière portion de l'intestin grêle. (Obs. 12, 13.)

C'est le moment de se demander, comment sont morts ces malades? Il y a trop d'analogie dans tous ces symptômes pour que leur point de départ ne soit pas le même. Peut-on mettre en cause l'asphyxie? C'est la dernière supposition à laquelle on s'arrêterait, du moins en ce qui concerne nos observations. Griesinger parle cependant de mort par asphyxie. « On a vu, dit-il, des caillots dans l'artère pulmonaire, » cela est possible, et je n'en suis nullement surpris; ne savons-nous pas, en effet, que la phlegmatia alba dolens, les thromboses des veines de la cuisse ou des sinus cérébraux, sont des complications qu'on voit quelquefois survenir dans

le cours de la quatrième ou cinquième semaine de
la dothiénentérie?

Et alors, si une embolie vient à se former, tous
les accidents vont dépendre de ce caillot migrateur,
qui après ses pérégrinations aboutira au cœur ou
au poumon, et entraînera la mort d'une façon subite ou rapide, par syncope ou par asphyxie. Par
syncope, si comme le fait observer Trousseau (1), le
cœur surpris pour ainsi dire par l'arrivée du caillot,
cesse tout à coup de battre et arrête ses contrac-
tions ; par asphyxie, si l'altération siége sur les rameaux de l'artère pulmonaire.

Or, chez nos malades, rien d'analogue n'a été
signalé; nous n'avons affaire, en ce qui les concerne,
ni a des embolies, ni à des asphyxies. En effet, les
différents observateurs qui ont pratiqué les autopsies,
n'ont jamais rencontré de caillots erratiques ou
générateurs, et la mort n'est jamais survenue au
milieu de cette dyspnée excessive, de cette congestion
livide de la face, de cette anxiété terrible qui caractérisent l'asphyxie.

Je prévois cependant une objection, je viens de
parler d'embolies volumineuses, on me demandera
ce que je fais de l'embolie capillaire? Les travaux
si nombreux de ces dernières années, et surtout,
l'excellent mémoire de M. le D' Feltz (2), lui ont

(1) Clinique médicale, t. III, p. 670.
(2) Strasbourg, Des embolies capillaires, 1868 Étude clinique et expérimentale.

assigné une place trop importante, dans l'étiologie des morts subites, pour qu'il me soit permis de passer sous silence la discussion de ce genre de lésions dans le sujet qui nous occupe. Certainement, la connaissance de l'embolie capillaire nous a donné l'explication de phénomènes jusqu'alors inexplicables, mais n'en abusons pas.

Nous avons trop souvent une singulière tendance; dès qu'une découverte nouvelle se présente, il semble que ce fait particulier soit applicable à tous les cas douteux, inconnus ou incompris. Quel rôle n'a-t-on pas fait jouer aux nerfs vaso-moteurs! A peine avons-nous été en possession de cette magnifique conquête physiologique, que chacun s'est mis à l'œuvre, afin de rechercher comment on pourrait offrir au nouveau venu la prépondérance qu'il semblait devoir occuper en pathologie et en thérapeutique. L'embolie capillaire a joui d'un privilége analogue; elle nous a été d'un grand secours, il faut en convenir; elle explique l'un des modes les plus fréquents de l'infection purulente et le processus des abcès métastatiques, et nous savons actuellement que les embolies capillaires du cerveau et du poumon peuvent devenir, par un mécanisme fort bien exposé par M. Feltz, une cause de mort subite. Mais ce n'est pas une raison pour avancer que l'embolie capillaire résume toute l'histoire de l'infection purulente, pas plus qu'elle n'explique tous les cas de mort subite dont la cause paraît incertaine, et je ne suis pas de l'avis de l'un de mes honorables confrères, qui me répondait dernièrement, au sujet des accidents mortels de la fièvre typhoïde, « c'est une affaire d'embolie capillaire. » Mais dans cette hypothèse, où serait leur origine, et où serait leur point d'arrêt ? En supposant qu'elles aient pris naissance au niveau de l'intestin grêle, ce qui ne serait pas impossible, elles suivraient la route des vaisseaux porte, et on les aurait retrouvées dans le foie, organe assez patient du reste pour qu'une pareille lésion soit impuissante à entraîner rapidement la mort.

Si d'autre part, on objecte que des embolies capillaires ont pu s'arrêter dans le poumon ou dans le cerveau, il faudra rechercher leur lieu de formation, et supposer quelque part, dans le système veineux ou dans le système artériel, des altérations qu'on n'a jamais retrouvées à l'autopsie, et qu'on n'avait jamais eu raison de soupçonner pendant la vie; un seul sujet avait présenté des signes d'altération cardiaque, et justement chez lui l'endocarde fut reconnu parfaitement sain.

Pour résumer cette discussion, je dirai que, chez nos malades, ce n'est pas l'embolie qui a été cause des accidents, de plus, la mort n'a pas été provoquée par des troubles asphyxiques, tandis que la brusquerie des symptômes, la pâleur de la face, l'absence de pouls, la mort subite, sont l'expression d'un état syncopal. Il est vrai, qu'au premier abord, on ne voit pas trop pourquoi l'on admettrait une syncope, chez des gens qui la plupart étaient encore pleins de forces, qui n'avaient au cœur aucune lésion, et dans les centres d'innervation cardiaque, aucune altération ; quelle serait donc la cause de cette syncope, survenant à un moment donné, sans raison apparente, au milieu de quelques secousses convulsives, et emportant le malade avec une brusquerie sans égale ? Si je ne craignais pas d'émettre une opinion qui ne paraît pas tout d'abord assez motivée, je placerais le point de départ de l'arrêt du cœur dans les altérations de la muqueuse intestinale, et voici les raisons que j'invoquerais à l'appui de cette thèse.

Il est une classe de syncopes qu'on a longtemps appelées idiopathiques. Grâce à un usage trop fréquent qui consiste à se payer de mots, quand il serait plus simple d'avouer une ignorance légitime, on avait décoré du nom d'idiopathiques, les troubles fonctionnels qu'on pensait ne devoir être rattachés à aucune lésion appréciable, de même qu'on a trop abusé du mot spontané, en l'associant à des maladies dont la cause paraissait insaisissable. Or, une étude plus complète des fonctions du système nerveux nous a montré que, dans les actes morbides, comme dans les actes physiologiques et psychologiques, rien n'est idiopathique, rien n'est spontané ; la cause inconnue ou cachée, qui agit souvent à notre insu, se manifeste au moyen *d'actions réflexes*, et ne se révèle à nous que par un effet produit ; dans certains cas, cet effet est formidable, tandis que la cause reste inappréciable, ou passe inaperçue.

Je n'en finirais pas si je voulais citer, dans cet

ordre d'idées, les exemples qui s'offrent à nous, tous
les jours, à tous les instants, dans les actes physiologiques et psychologiques les plus variés ; et du
reste, cela n'a pas lieu de nous surprendre, car.
après tout, la vie n'est elle-même qu'un tissu d'ef-
fets produits et de causes cachées, une chaîne d'actions réflexes, dont le premier anneau est une sensation, et le dernier un mouvement.

Pour ce qui est de l'arrêt du cœur par action réflexe, nous en rencontrons les manifestations à
chaque pas. Les auteurs dramatiques qui font de
la physiologie sans le savoir, et qui en abusent
peut-être, mettent en scène des personnages qui
tombent évanouis ou qui meurent à la nouvelle d'une
catastrophe imprévue et à la vue d'une lettre cache-
tée de noir. Ces faits n'ont rien d'exagéré.

Certains individus redoutent tellement l'action du
bistouri, qu'une piqûre insignifiante les fait tomber
en syncope ; on connaît l'histoire de ce moine calcu-
leux qui, au moment de subir l'opération de la
taille, mourut subitement, avant même que la première incision eût été faite ; le simple contact de
l'instrument sur la peau fut suffisant pour déterminer une syncope mortelle. Un auteur américain
a réuni un bon nombre de faits du même ordre,
voulant prouver par cette statistique que le chloro-
forme, n'eût-il supprimé que ce genre d'accidents,
aurait déjà rendu un grand service à la chirurgie.

M. Brown-Séquard, que je suis heureux de remer-
cier ici de ses savants conseils, se trouvait un jour

chez un de ses amis atteint d'apoplexie pulmonaire, et le professeur Natalis Guillot, qui avait été mandé en consultation, déclara qu'une saignée était nécessaire. «Ne me saignez pas, dit le malade, car j'ai la conviction que vous allez me tuer.» Comme la médication paraissait fort urgente, on ne tint pas compte de cette pusillanimité un peu exagérée et l'on passa outre. Mais la lancette avait à peine produit sa piqûre, que l'individu pâlit, il y eut un arrêt complet des mouvements du cœur, et l'on crut pendant deux grandes minutes que le malade allait mourir. M. Brown-Séquard le saisit alors par les pieds, le plaça sur ses épaules et le tint la tête en bas pendant quelques instants, il parvint à le rappeler à la vie.

Forestus cite un fait analogue: il s'agit d'un homme qui tombait en syncope, toutes les fois qu'on devait le saigner.

Lazare-Rivière nous raconte qu'une demoiselle mourut de plaisir en signant un contrat de mariage avec un homme qu'elle aimait beaucoup, et Henri de Heer parle de personnes qui se trouvaient mal dès qu'elles entendaient le coassement des grenouilles ou le son des cloches. Ce serait encore le moment de citer ce moine vénitien qui tombait en syncope à l'odeur d'une rose (1).

Quand on lit l'intéressant mémoire que M. le Dr Guérard a publié dans les *Annales d'hygiène* (2),

(1) Voir la thèse de Mongeol, 1836, numéro 89.
(2) Annales d'hygiène, 1843, t. XXIX.

on voit que dans beaucoup de circonstances la syncope et la mort sont survenues chez des gens qui venaient d'avaler brusquement des boissons froides.

C'est tantôt un jeune garçon qui, après avoir joué à la balle, boit un verre de vin et meurt subitement (Blasius de Sienne), tantôt un individu qui avale un verre de bière froide, au moment où, en colère, il se querellait avec un individu, et qui meurt sur le coup. Les médecins militaires redoutent pour les soldats les accidents de ce genre, quand, après une marche forcée et couverts de sueur, ils courent avec avidité se désaltérer dans l'eau d'un ruisseau.

Si je mentionne tous ces exemples, dans lesquels l'arrêt du cœur et la mort ont été provoqués par des circonstances si différentes et en apparence bien légères, eu égard à l'extrême gravité du résultat, c'est pour montrer que la mort subite, sans cause manifeste dans la fièvre typhoïde, n'est pas une exception ; dans tous ces cas, le mécanisme a été le même; nous assistons au résultat terrible d'une action réflexe dont nous devons rechercher le point de départ.

Dans toute action réflexe, trois facteurs sont nécessaires : un nerf centripète de sensibilité consciente ou inconsciente, destiné à transporter la sensation ; en second lieu, une ou plusieurs cellules nerveuses, destinées à transformer l'impression qu'elles ont reçues, et enfin un nerf centrifuge, dont l'action varie avec l'élément auquel il aboutit, et dont le terme est une sécrétion s'il s'agit d'une glande (glande sous-maxillaire et corde du tympan), un mouvement s'il s'agit d'un muscle, et une élaboration psychique spéciale, si la transformation s'opère, au niveau de cellules cérébrales, dont la localisation est encore peu connue.

Dans les divers exemples que j'ai rapportés, la sensation, premier acte de l'action réflexe, a suivi des chemins différents, tels que les nerfs olfactifs, optiques, auditifs, ou les nerfs sensitifs périphériques; puis la sensation a été transformée en mouvement, au niveau des cellules nerveuses qui donnent naissance au nerf pneumogastrique, et ce nerf a transmis l'excitation au muscle cardiaque. Ce n'est pas le moment d'engager une discussion sur « les nerfs d'arrêt » et sur leur mode de fonctionnement; mais, en vertu d'un fait bien connu et, quelle que soit la théorie adoptée, l'excitation du nerf pneumogastrique a déterminé l'arrêt du cœur en diastole, la syncope et la mort.

Il me paraît probable que, chez nos sujets atteints de fièvre typhoïde, les choses ne se sont pas passées autrement. On sait que la muqueuse intestinale a le triste privilége de provoquer des actions réflexes, dont le terme est la convulsion et même la mort.

Graves insiste longuement sur ce point que le lait mal digéré, et qu'une nourriture mal appropriée, irritent anormalememt l'intestin et deviennent chez les jeunes enfants une cause de convulsions.

M. Pihan-Dufeillay (1) rapporte, dans sa thèse,

(1) De la mort subite chez les enfants. Thèse, 1862.

un certain nombre d'observations dans lesquelles des troubles intestinaux légers, de la diarrhée, des lombrics, ont déterminé la mort subite par syncope.

Les corps étrangers et les lombrics de l'intestin produisent chez certains individus tantôt des crises épileptiformes modérées, qui peuvent reparaître pendant des mois entiers, tantôt des accès éclamptiques d'une extrême violence. Mon excellent ami, M. le D\ Krishaber, a publié un cas de ce genre, qui se termina par la mort; il s'agit d'un enfant de 11 ans, qui avait avalé des prunes avec leurs noyaux; il fut pris de convulsions terribles généralisées. A l'autopsie, le diagnostic fut confirmé; il n'y avait aucune lésion intestinale, mais les corps étrangers, en assez grand nombre, siégeaient dans la dernière portion de l'iléon, qui était oblitéré à 1 mètre environ de la valvule iléo-cæcale (1).

Ces résultats pathologiques sont du reste en rapport avec les expérimentations faites sur les animaux, qui ont mis en lumière les connexions qui existent entre le grand sympathique abdominal et le nerf pneumogastrique. Il faut lire, à ce sujet, le mémoire qui a été publié par M. Brown-Séquard dans les *Archives de médecine* (2). « Tout le monde sait que la mort peut être le résultat presque instantané de lésions subites du nerf grand sympathique abdominal.

M. Flourens, dans le remarquable travail qu'il

(1) Union médicale, août 1867.
(2) Arch. gén. de méd., 5ᵉ série, 1856, t. VIII, p. 583.

a publié sur ce nerf, dit avec raison, que tout ce que tant d'habiles observateurs ont dit de cette haute puissance nerveuse, résidant, selon eux, vers la région diaphragmatique, et célébrée par eux sous le nom de *præses systematis nervosi*, paraît en quelque sorte justifié par la sensibilité du réseau semi-lunaire. En cherchant comment ce petit centre nerveux si sensible peut causer subitement la mort, M. Brown Séquard a trouvé que c'est en arrêtant subitement les battements du cœur. Si l'on écrase rapidement l'un ou l'autre des ganglions semi-lunaires, mais surtout le droit, celui que Flourens a trouvé si sensible, on voit quelquefois le cœur s'arrêter complétement, sinon presque toujours le nombre de ses battements diminuer d'une manière notable. C'est là très-probablement une action réflexe, ayant lieu de la manière suivante : l'excitation part des ganglions semi-lunaires, gagne la moelle épinière, surtout par l'intermédiaire du grand nerf splanchnique, monte à la moelle allongée, d'où elle descend au cœur par les nerfs vagues. Ce qui rend très-probable cette manière de voir, c'est que, après avoir coupé soit les nerfs grands splanchniques, soit les nerfs vagues, l'auteur n'a jamais vu d'arrêt ni de diminution notable des mouvements du cœur quand il a écrasé les ganglions semi-lunaires. »

Comme preuve des relations intimes qui unissent le pneumogastrique et le sympathique abdominal, je pourais encore invoquer les résultats obtenus par M. Cyon, et signaler les expériences par lesquelles

il a prouvé que le nerf vague contient des filets
sensitifs venant du cœur, qui peuvent, par action
réflexe, agir sur les nerfs vaso-moteurs du grand
système vasculaire de l'abdomen et équilibrer, par
des oscillations antagonistes, les ondées sanguines
des cavités cardiaques.

C'est donc un fait positif que l'excitation du nerf
sympathique abdominal diminue souvent par action
réflexe les mouvements du cœur et peut entraîner
la syncope ; mais le système nerveux abdominal
n'est pas exclusivement composé de filets du sympathique ; le nerf vague possède aussi des ramifi-
cations intestinales, puisqu'il est un des éléments
du plexus solaire ; on pourrait donc agiter pour le
pneumogastrique la question qui a été résolue pour
le sympathique, et se demander s il ne serait pas
capable, par ses rameaux centripètes, d'être un point
de départ d'action réflexe et de jouer un rôle dans
le genre d'accidents que nous avons signalés. Les
travaux de ces derniers temps, et les expérimentations qui ont été entreprises au sujet des pneumogastriques ont mis en lumière des phénomènes inattendus.

M. P. Bert a cherché à expliquer les morts subites qui surviennent dans les circonstances suivantes (1) :

On prend un animal, le canard, je suppose, qui
est remarquable par sa résistance vitale, on introduit

(1) Archives de physiologie, janvier 1869, p. 323.

d'abord une canule dans sa trachée, puis on sectionne les deux nerfs pneumogastriques à la région inférieure du cou, aussi loin que possible de la tête. Alors, on porte un courant induit d'une forte intensité sur les deux bouts centraux des pneumogastriques, l'animal étant supposé en inspiration ; il y a d'abord arrêt soudain, puis expiration lente et passive ; la respiration reparaît malgré la galvanisation ; celle-ci étant arrêtée, on voit survenir quelques mouvements respiratoires, le dernier très-ample, ce qui est contraire pour la mort ordinaire ; puis, subitement tout cesse, tout s'arrête, l'animal meurt, comme foudroyé.

Nous sommes amenés, dit M. Bert, à considérer cette mort comme obtenue simplement par une sidération des centres nerveux, consécutive à leur excitation exagérée par voie centripète. Nous ne disons pas seulement des centres respiratoires, parce qu'il n'y a pas que les mouvements respiratoires qui soient arrêtés, mais aussi les mouvements généraux du corps.

Il semble que l'animal soit frappé, comme par la section du nœud vital de Flourens, et vraiment, cette expression, tant critiquée, ne paraît pas aussi inexacte qu'on s'est plu à le dire. L'attention doit être particulièrement appelée sur cette cause de mort subite dont les médecins ne se sont point encore occupés. L'auteur est persuadé que, dans beaucoup de cas où l'on a attribué la mort à l'asphyxie, à la syncope, la raison véritable en était dans cette

sidération du nœud vital par excitation périphéri-
que. C'est peut-être la raison de la mort qu'on a
parfois observée après la cautérisation ammonia-
cale du pharynx, et lors de l'introduction dans le
larynx de corps étrangers qui étaient incapables,
par leur volume, d'oblitérer complétement les voies
aériennes, etc.

Ce mécanisme ne me paraît pas devoir être invo-
qué dans la production de la mort subite dans la
fièvre typhoïde. D'abord rien d'analogue n'a été
obtenu par l'excitation du pneumogastrique abdominal; ensuite les rameaux de ce nerf sont singu-
lièrement raréfiés au moment où ils abordent les
dernières portions de l'intestin grêle, enfin l'excitation du nerf vague au cou doit être d'une grande
intensité pour entraîner les résultats de sidération
et d'épuisement. Or, aucune de ces conditions ne
sont réalisées dans nos observations de mort subite.

En fin de compte, nous restons devant cette opinion qui nous paraît la plus vraisemblable. Chez les
malades enlevés subitement dans le cours de la dothiénentérie, l'excitation est partie de la muqueuse
intestinale, et les nerfs centripètes du sympathique
l'ont conduite jusqu'aux cellules de la moelle et du
bulbe. A ce niveau, la sensation a été transformée
en mouvement qui a suivi, suivant les cas, des routes
un peu différentes; tantôt le pneumogastrique a
été seul en cause, ce qui a donné lieu à des syncopes qui ont pu n'être pas mortelles du premier
coup; tantôt les nerfs respiratoires ont été pris en

même temps, ce qui a déterminé soudainement et à
la fois l'arrêt de la respiration et du cœur ; enfin,
dans la majorité des cas, les cellules du nerf facial
ou des nerfs des membres ont reçu une excitation
simultanée, ce qui explique les convulsions qui ont
accompagné la mort. Ces convulsions, partielles ou
généralisées, survenues chez un malade atteint de
dothiénentérie, doivent être prises en très-sérieuse
considération ; plusieurs fois nous les avons vues
précéder la mort subite ; elles indiquent l'excitabilité
exagérée de l'individu et la tendance à la propaga-
tion des actions réflexes ; elles avertissent de la gravité du pronostic, et engagent le médecin à modifier son traitement.

En réfléchissant à ces exemples de mort subite
dans la fièvre typhoïde, une question se présente
naturellement à l'esprit : voilà une maladie composée
de divers éléments ; c'est, d'une part, une manifes-
tion locale, l'altération spécifique de la muqueuse
intestinale, avec lésion de ses vaisseaux, de ses
glandes folliculeuses, du tissu adénoide, des lympha-
tiques, de la trame nerveuse et des nerfs : c'est
d'autre part *l affection*, comme disait Monneret, ou
l'état général primitif de l'individu infecté. Or, la
mort subite a-t-elle besoin, pour se produire, du
concours de ces deux circonstances, et l'une des deux
ne serait-elle pas suffisante ? Les maladies infectieuses, telles que le typhus par exemple, qui n'est
pas accompagné d'ulcérations intestinales, et en second lieu les entérites simples qui n'ont aucun rap-

port avec l'état typhoïde, sont-elles capables d'entraîner une mort subite ? A ce sujet, voici ce que nos recherches nous ont appris : dans le typhus qui, de l'aveu de Graves et de Murchison (1), est une maladie infectieuse qui diffère de la dothiénentérie sous plusieurs rapports, ne serait-ce que par l'absence des lésions intestinales, on observe des accidents mortels qui surviennent dans les circonstances suivantes : « Vainement, nous dit Graves, le typhus paraît être à son déclin, car la convalescence peut s'établir, et le malade n'est point encore à l'abri du danger, il peut y avoir une rechute, il peut être abattu de nouveau par une maladie non moins dangereuse que la première ; il peut enfin mourir subitement, dans l'espace de quelques minutes. Les fonctions du cerveau et du cœur peuvent être soudainement enrayées, et la mort survient inopinément. Il arrive souvent, par exemple, qu'un convalescent tombe en syncope pour être resté trop longtemps debout, et si l'on ne vient pas promptement à son secours, la vie ne tarde pas à s'éteindre.

L'état de faiblesse qui succède aux maladies aiguës ou épuisantes, surtout lorsque le sujet est disposé aux syncopes, doit être surveillé avec le plus grand soin. Pendant l'épidémie de 1826, il y eut 5 ou 6 décès dans des circonstances analogues ; des convalescents furent frappés de mort pour s'être levés im-

______

(1) A treatise on the continued fevers of Great Britain. London, 1862.

prudemment ou pour s'être promenés trop longtemps dans leur chambre, ou pour avoir essayé
d'atteindre seuls leur vase de nuit » (1).

Mais, remarquons-le, ce genre de mort n'a rien
de spécial au typhus ; il s'observe parfois dans un
certain nombre de maladies aiguës et épuisantes,
comme le dit Graves, dans la variole et dans la fièvre
typhoïde elle-même, chez les gens anéantis par plusieurs semaines d'une dothiénentérie à forme grave.

Quelle différence, avec ces accidents foudroyants,
survenant au milieu de quelques convulsions, dans
les formes bénignes, au moment de la convalescence,
et chez des individus encore pleins de force.

Or, cette mort brusque s'observe parfaitement
chez des individus légèrement malades en apparence,
n'ayant qu'une entérite simple, avec ou sans diarrhée, avec ou sans ulcérations intestinales. J'ai déjà
parlé de ces observations, qui sont consignées dans
la thèse de M. Pihan-Dufeilhay; on a vu qu'Andral
avait été frappé d'un fait analogue. Il existe plusieurs
cas de mort subite dans des occlusions intestinales, avec ulcération de la muqueuse sans perforation (2).

Tous ces exemples nous rendent témoins, de l'excitabilité particulière et redoutable de la muqueuse
intestinale.

La fièvre typhoïde, par la réunion des deux élé-

(1) Graves, Clinique méd., traduct. Jaccoud, t. I, p. 331.
(2) Medical examiner. vol. VII, 1851, p. 398.

ments, est donc exceptionnellement bien douée, sous le rapport des causes qui peuvent donner lieu à ces accidents : là rien ne manque ; l'état typhoïde et infectieux prépare le terrain morbide, et l'altétion intestinale n'attend qu'une occasion pour faire le reste.

Peut-être me reprochera-t-on, de charger le budget déjà bien lourd de la dothiénentérie, et puis comment se fait-il, qu'avec des altérations si fréquentes, on ait des conséquences funestes, relativement si rares?

Je sais bien ce qui arrive quand on cherche à trop prouver ; voilà pourquoi je considère comme fort dangereux de vouloir trouver quand même le dernier mot de toutes choses. Quoi qu'il en soit, ce serait une faute d'avoir si longtemps insisté sur la maladie, sans presque s'occuper du malade ; nous savons comment agit la première; il faut savoir, comment le second réagit : il se peut, d'une manière générale, qu'on ait exagéré l'importance de l'idiosyncrasie, derrière laquelle on s'est retranché souvent dans les questions obscures; mais il n'en faut pas moins reconnaître la valeur réelle.

Vingt enfants, je suppose, ont des vers intestinaux, et un seul est pris de convulsions; cent personnes peuvent boire impunément des boissons froides, même après un exercice violent, tandis qu'une autre surviendra qui, du premier coup, sera frappée de mort; bien des gens traversent sans encombre les différentes phases d'une fièvre typhoïde qui semblait redoutable, quand un individu, dont l'état n'inspirait aucune crainte, va tomber comme foudroyé.

Que de gens qui peuvent supporter sans délire des maladies fébriles intenses, tandis que d'autres, au moindre accès de fièvre, sont pris de troubles nerveux, de délire et de convulsions.

Chez eux, l'hérédité et la question de la mutation des névroses, qui intéressait si vivement Trousseau, jouent sans doute un grand rôle; mais, que cet état particulier au sujet soit héréditaire ou acquis, il doit tenir en éveil l'attention du médecin, qui cherche toujours à démèler, dans une scène morbide, quel est le côté faible de son malade, afin de prévenir le mal et de le conjurer s'il est possible. Aussi, quand, chez un individu atteint de dothiénentérie, il nous arrivera d'apprendre qu'il a été sujet dans son enfance à des attaques d'éclampsie, ou bien qu'il fait partie d'une famille où existent des névroses convulsives, nous devrons toujours réserver le pronostic, prévoir la brusquerie et la gravité des accidents et les prévenir, soit en évitant toutes les causes qui peuvent irriter trop fortement la muqueuse intestinale malade, soit en diminuant, au moyen de remèdes appropriés, tels que le bromure de potassium, l'excitabilité des centres nerveux.

CONCLUSIONS.

Plusieurs causes peuvent entraîner la mort subite dans la fièvre typhoïde ; cette brusque terminaison survient quelquefois à la suite d'embolies et dans ce genre de syncopes qu'on observe chez les individus débilités par des maladies longues ou épuisantes. Mais il existe, en outre, un genre de mort que je viens de discuter longuement dans cette thèse :

Le malade meurt comme foudroyé, le plus souvent au moment de la convalescence, et en général au milieu d'un léger accès épileptiforme, sans que l'autopsie puisse révéler la cause de ces accidents. Nous assistons au résultat terrible d'une action réflexe, dont j'ai étudié le mécanisme et la valeur.

Paris. A. Parent, imprimeur de la Faculté de Médecine, rue Mr-le-Prince, 31.

DICTIONNAIRE ENCYCLOPÉDIQUE

DES SCIENCES MÉDICALES

PUBLIÉ SOUS LA DIRECTION DE M. LE DOCTEUR

A. DECHAMBRE

avec la collaboration d'un très-grand nombre de professeurs, de médecins
et chirurgiens des hôpitaux civils et militaires et de la Marine.

IL Y A DE PARU

Aux Libraires VICTOR MASSON et Fils et P. ASSELIN

Place de l'Ecole-de-Médecine

**Les dix-huit premiers demi-volumes de la première série et
les deux premiers demi-volumes de la deuxième série.**

*Prix du demi-volume, rendu franc de port dans toute la France
et l'Algérie, 6 fr.*

Paris. A. PARENT, imprimeur de la Faculté de Médecine, rue Mr-le-Prince, 31.

9 782016 196625